시 대 에 듀

독학사
4단계

───── 간호학과 ─────

간호지도자론

머리말

학위를 얻는데 시간과 장소는 더 이상 제약이 되지 않습니다. 대입 전형을 거치지 않아도 '학점은행제'를 통해 학사학위를 취득할 수 있기 때문입니다. 그중 독학학위제도는 고등학교 졸업자이거나 이와 동등 이상의 학력을 가지고 있는 사람들에게 효율적인 학점인정 및 학사학위취득의 기회를 줍니다.

간호학과는 4단계 학위취득과정만 합격하면 4년제 간호학사 학위를 취득할 수 있어 더 효율적인 방법이라 할 수 있습니다. 최근 정부의 간호인력개편의 일환으로 3년제 간호학과가 4년제로 대부분 개편이 되었습니다. 이제 3년제 출신 간호사들의 4년제 학위취득은 직장에서의 승진과 경쟁력 강화를 위해 선택이 아니라 필수가 되었습니다.

독학사 간호학과는 타 제도에 비해 일과 병행하여 더 낮은 비용과 한 번의 시험으로 4년제 간호학사학위를 취득할 수 있는 가장 효과적인 제도라고 할 수 있습니다.

본 저자는 독학사 시험에 응시하는 수험생들에게 단기간에 효과적인 학습을 할 수 있도록 다음과 같이 저술하였습니다.

>> **출제영역표 반영**
이 책은 출제영역표에 맞추어 수험생들이 꼭 학습해야 할 필수사항들을 수록하였습니다.

>> **색인(★)**
수험생들이 학습하는 동안 놓치지 말아야 할 부분들은 다시 한번 강조하여 색으로 표시하였고 중요 빈도를 색인(★)으로 표시하였습니다.

>> **주관식 레벨 UP & 실제예상문제**
특히 주관식 문제의 배점이 큰 부분을 염두에 두고 단원이 끝나는 부분에 주관식 레벨 UP을 수록하여 주관식 문제를 풀 때의 감을 익히도록 하였으며, 실전예상문제를 통해 핵심이론의 내용을 문제로 풀어보면서 4단계 객관식과 주관식 문제를 충분히 연습할 수 있게 구성하였습니다.

>> **최종모의고사**
마지막으로 실력 점검을 할 수 있도록 실제 시험과 같은 문제 수와 기출동형 문제로 최종모의고사를 수록하였습니다. 실제 시험을 보듯이 시간을 재면서 OCR 답안지로 풀어보고, 정답 및 해설을 통해 오답 내용과 본인의 약점을 최종 파악하여 실제 시험장에서는 실수하지 않도록 구성하였습니다.

>> **핵심요약집**
별책 부록인 <핵심요약집>은 시간이 부족한 수험생들이 꼭 알아야 할 부분들을 다시 한번 정리할 수 있도록 구성하였습니다.

이 교재를 통해 학습한 많은 수험생들이 부디 그간에 있던 각고의 수고를 보상받을 수 있기를 바라며 모두의 앞날이 계획한대로 이루어지고 눈부시기를 간절히 바랍니다. 이 자리를 빌어 늘 묵묵히 응원해 주시는 친정 부모님과 시부모님, 육아에 늘 수고가 많은 남편에게 감사와 고마움을 전합니다. 또 언제나 격려의 말씀을 아끼지 않으시는 여러 병원 관계자분들과 동고동락해온 동료들, 나의 지도 교수님께 특별한 감사를 전합니다. 끝으로 사랑하는 나의 두 아들 준기, 민기에게 이 책을 바치며 늘 행복하고 건강하기를 소망합니다.

편저자 씀

독학학위제
소개

독학학위제란?

「독학에 의한 학위취득에 관한 법률」에 의거하여 국가에서 시행하는 시험에 합격한 사람에게 학사학위를 수여하는 제도

- ✅ 고등학교 졸업 이상의 학력을 가진 사람이면 누구나 응시 가능
- ✅ 대학교를 다니지 않아도 스스로 공부해서 학위취득 가능
- ✅ 일과 학습의 병행이 가능하여 시간과 비용 최소화
- ✅ 언제, 어디서나 학습이 가능한 평생학습시대의 자아실현을 위한 제도
- ✅ 학위취득시험은 4개의 과정(교양, 전공기초, 전공심화, 학위취득 종합시험)으로 이루어져 있으며 각 과정별 시험을 모두 거쳐 학위취득 종합시험에 합격하면 학사학위취득

독학학위제 전공 분야 (11개 전공)

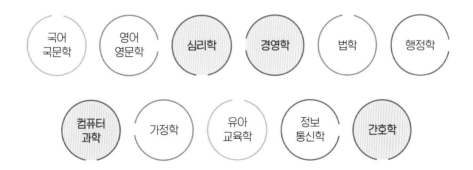

※ 유아교육학 및 정보통신학 전공 : 3, 4과정만 개설
※ 간호학 전공 : 4과정만 개설
※ 중어중문학, 수학, 농학 전공 : 폐지 전공으로 기존에 해당 전공 학적 보유자에 한하여 응시 가능

※ 시대에듀는 현재 4개 학과(심리학, 경영학, 컴퓨터과학, 간호학과) 개설 중

독학학위제 시험안내

과정별 응시자격

단계	과정	응시자격	과정(과목) 시험 면제 요건
4	학위취득	• 3년제 전문대학 간호학과를 졸업한 자 • 4년제 대학교 간호학과에서 3년 이상 교육과정을 수료한 자 • 4년제 대학교 간호학과에서 105학점 이상을 취득한 자	없음(반드시 응시)

응시 방법 및 응시료

• 접수 방법: 온라인으로만 가능
• 제출 서류: 응시자격 증빙 서류 등 자세한 내용은 홈페이지 참조
• 응시료: 20,200원

독학학위제 시험 범위

• 시험과목별 평가 영역 범위에서 대학 전공자에게 요구되는 수준으로 출제
• 시험 범위 및 예시문항은 독학학위제 홈페이지(bdes.nile.or.kr) – 학습정보–과목별 평가영역에서 확인

문항 수 및 배점

과정	일반 과목(간호학과)			예외 과목		
	객관식	주관식	합계	객관식	주관식	합계
전공심화, 학위취득 (3~4과정)	24문항×2.5점 =60점	4문항×10점 =40점	28문항 100점	15문항×4점 =60점	5문항×8점 =40점	20문항 100점

※ 2017년도부터 교양과정 인정시험 및 전공기초과정 인정시험은 객관식 문항으로만 출제

합격 기준

• 4과정(학위취득 종합시험) 시험 : 총점 합격제 또는 과목별 합격제 선택

구분	합격 기준	유의 사항
총점 합격제	• 총점(600점)의 60% 이상 득점(360점) • 과목 낙제 없음	• 6과목 모두 신규 응시 • 기존 합격 과목 불인정
과목별 합격제	• 매 과목 100점 만점으로 하여 전 과목(교양 2, 전공 4) 60점 이상 득점	• 기존 합격 과목 재응시 불가 • 기존 합격 과목 포함하여 총 6과목 초과하여 선택할 수 없음 • 1과목이라도 60점 미만 득점하면 불합격

시험 일정 및 간호학과 4단계 시험 시간표

※ 시험 일정 및 시험 시간표는 반드시 독학학위제 홈페이지(bdes.nile.or.kr)를 통해 확인하시기 바랍니다.

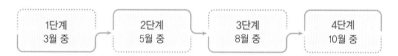

1단계
3월 중

2단계
5월 중

3단계
8월 중

4단계
10월 중

• 간호학과 4단계 시험 과목 및 시험 시간표

구분(교시별)	시간	시험 과목명
1교시	09:00~10:40 (100분)	**국어, 국사**, 외국어 중 택2 과목 (외국어를 선택할 경우 **실용영어**, 실용독일어, 실용프랑스어, 실용중국어, 실용일본어 중 택1 과목)
2교시	11:10~12:50 (100분)	• 간호연구방법론 • 간호과정론
중식	12:50~13:40 (50분)	
3교시	14:00~15:40 (120분)	• 간호지도자론 • 간호윤리와법

※ 입실시간 : 08:30까지 완료, 합격기준 : 6과목 합격(교양 2과목, 전공 4과목)
※ 시대에듀에서 개설된 과목은 빨간색으로 표시

독학사 간호학과 시험 예시문제 I - 간호지도자론

> ※ ※ 아래는 국가평생교육진흥원에서 발표한 간호학과의 예시문제를 분석한 것으로 본 기본서를 학습하기 전에 참고용으로 활용하시기 바랍니다.

객관식

01 간호 관리 과정을 투입, 과정, 산출이라는 체계이론에 의해 설명하려고 한다. 이 경우 투입 과정에 해당되는 내용으로 옳은 것은?

① 간호 생산성, 환자 및 직원 만족도, 조직 활성도와 같은 내용을 포함한다.
② 간호 계획, 조직, 인사, 지휘, 통제와 같은 관리의 전반적인 과정이 포함된다.
③ 의사 결정, 의사소통, 갈등 관리, 동기부여 및 스트레스 관리와 같은 관리의 지원과정이 포함된다.
④ 간호 직원의 기술, 경험, 태도, 교육 및 훈련뿐만 아니라 환자의 간호 요구도 및 중증도도 포함한다.

정답 ④

해설 길리스(Gillis)는 간호관리를 체계이론의 관점에서 투입, 전환과정, 산출과 피드백의 기전을 가진다고 하였다.

교수님 코칭 제1장의 내용 중 간호관리체계 모형의 내용을 참고하자!

02 다음의 경우 중환자실 병동에서 갑자기 발생한 심박동 정지 사태에 대응하기 위해 김 수간호사가 발휘할 수 있는 리더십은?

> 심박동 정지가 발생했을 때, 병동에는 1년 미만의 신입 간호사, 3년 경력의 중간급 간호사, 타 병동에서 새로 근무 부서를 이동한 5년 경력의 간호사 그리고 간호 조무사 등 심박동 정지 사태에 대비하기에는 경험이 부족하다고 판단되는 간호사들이 주로 근무하고 있었다.

① 권위적 리더십
② 민주적 리더십
③ 참여적 리더십
④ 성취 지향적 리더십

정답 ①

해설 하우스의 경로–목표이론에서는 리더의 행동이 구성원의 동기를 유발하고 필요한 지원과 도움을 줄 수 있어야 하며 목표 성취에 따른 보상과 연계시켜 주어야 한다고 보았다. 이에 리더십 유형을 지시적 리더십, 후원적 리더십, 참여적 리더십, 성취지향적 리더십의 4가지 유형으로 제시했다. 지시적(권위적) 리더십은 보기와 같이 구성원들의 업무수행능력이 낮을 때 효과적이다.

교수님 코칭 본 교재 제2장 리더십 이론에서 하우스의 경로-목표 이론을 꼭 학습해보자!

03 알더퍼의 ERG 이론의 전제와 일치하는 내용은?

① 두 가지 이상의 욕구가 행동에 영향을 동시에 줄 수 있다.

② 존재 욕구와 관계 욕구가 만족되지 못하면 성장 욕구가 활성화될 수 없다.

③ 하위 단계의 욕구가 만족되어야 높은 단계의 욕구가 행위에 영향을 줄 수 있다.

④ 높은 단계의 욕구가 좌절된다고 해도 하위 단계의 욕구로 퇴행하는 것은 아니다.

정답 ①

해설 알더퍼(C.P Alderfer)가 발표한 이론으로 인간의 욕구를 존재욕구(Existence), 관계욕구(Relatedness), 성장욕구(Growth)의 세 가지로 분류하였다. ERG 이론은 어떤 행동을 일으키는 욕구가 단계적으로 나타나는 것이 아니라 두 가지 이상의 욕구가 동시에 일어날 수 있다고 주장하였다.

교수님 코칭 제3장 동기부여와 리더십에서 ERG 이론을 꼭 찾아보자!

04 〈보기〉에서 권력의 종류와 그 근원 간의 관계를 가장 바르게 묶은 것은?

> ㄱ. 준거적 권력 – 특별한 리더십
>
> ㄴ. 합법적 권력 – 권한
>
> ㄷ. 강압적 권력 – 처벌
>
> ㄹ. 전문적 권력 – 근무 연수

① ㄱ, ㄷ

② ㄴ, ㄹ

③ ㄱ, ㄴ, ㄷ

④ ㄱ, ㄴ, ㄷ, ㄹ

정답 ③

해설
• 준거적 권력(reference power) : 자신보다 뛰어나다고 인식되는 사람을 닮고자 할 때 발생하는 권력
• 합법적 권력(legitimate power) : 조직 내 직위에 공식적으로 임명됨으로써 발생하는 권력
• 강압적 권력(coercive power) : 보상적 권력과는 반대로 위협, 처벌, 감봉, 해고 등을 사용하여 구성원을 통제하고자 하는 힘
• 전문적 권력(expert power) : 전문적인 기술이나 지식 또는 독점적 정보를 가지고 있을 때 발생하는 권력

교수님 코칭 제5장 권력과 임파워먼트에서 조직적(공식적) 권력과 개인적 권력 부분을 꼭 학습하자!

독학사 간호학과 시험
예시문제 II - 간호지도자론

05 일반적인 의사 결정 과정의 일곱 단계를 순서대로 열거한 것은?

① 상황 사정 → 목표 설정 → 문제 확인 → 대안 분석 → 대안 선택 → 대안 수행 → 평가
② 상황 사정 → 문제 확인 → 목표 설정 → 대안 분석 → 대안 선택 → 대안 수행 → 평가
③ 상황 사정 → 문제 확인 → 대안 분석 → 목표 설정 → 대안 선택 → 대안 수행 → 평가
④ 상황 사정 → 문제 확인 → 목표 설정 → 대안 선택 → 대안 분석 → 대안 수행 → 평가

정답 ②

해설 의사결정의 과정은 문제 정의 → 정보수집과 대안 탐색 → 대안의 평가와 선택 → 대안의 실행 및 평가의 과정을 따른다.

교수님 코칭 본 교재 제6장 의사결정의 과정을 참고하자!

06 다음은 이 간호사가 요즘 느끼고 있는 스트레스의 주요 내용이다. 경력 3년으로 중환자실에 근무하는 이 간호사가 느끼고 있는 스트레스의 종류는?

> 요즘 중환자실에서는 계속해서 한 달에 한 명 이상 환자가 사망하고 있고, 현재 전신 화상으로 치료받고 있는 A 환자도 별로 희망적인 상태가 아니다. 이 간호사는 중환자실에 근무한 지 3년이나 되어 많은 형태의 죽음을 관찰하여 왔으나 요즘 특히 인간의 죽음에 대해서 많은 생각을 하게 되었다. 죽음을 맞이한 환자의 고통과 가족들의 상실감을 보면 가슴이 아파 일이 손에 잡히지 않고 집중하기도 힘들다고 느끼고 있다.

① 간호 조직에 대한 스트레스
② 개인적 요인으로 인한 스트레스
③ 간호 직무의 특성과 관련된 스트레스
④ 간호사의 역할 수행과 관련된 스트레스

정답 ③

해설 간호사의 직무 스트레스 요인에는 직무관련요인으로 간호직무의 특성과 관련된 요인, 의료조직과 관련된 요인이 있다. 사회문화적 요인이나 개인적 요인도 간호사의 스트레스를 유발하는 요인이다.

교수님 코칭 본 교재 제12장 리더십 함양을 위한 전략들에서 간호사의 직무 스트레스 요인 부분을 살펴보자!

주관식

07 사람들은 도달해야 할 목표가 있을 때 그것을 향해 움직이게 되며, 목표 설정이 잘 이루어진 다면 더욱더 동기화될 수 있다. 이렇게 사람들을 더욱 동기화시킬 수 있는 목표 설정의 전제 혹은 특성 3가지를 제시하시오.

정답

1) 구체적이어야 한다. 언제까지 무엇을 어떻게 완성해야 하는지 구체적인 기대를 전달할 수 있어야 한다.

2) 성취 가능해야 하지만, 다소 어렵게 설정되어야 한다.

3) 목표를 부여하는 것보다는 행위자가 스스로 설정하도록 한다.

해설 로크(E. Locke)는 목표설정이론에서 목표가 어떻게 설정되고 목표달성이 어떻게 추구되느냐에 따라 구성원의 동기행동이 달라지고 이를 통해 과업의 성과가 달라진다고 하였다.

교수님 코칭 본 교재 제3장 동기부여와 리더십에서 로크의 목표설정이론을 확인하자!

08 간호 관리 과정을 체계 이론의 관점에서 설명하시오. (120자 이내)

정답

간호관리의 과정을 체계 이론의 관점으로 설명하면 간호 인력, 자원, 정보, 기술 등의 요소들이 투입(input) 되어 기획, 조직, 인적자원관리, 지휘, 통제의 과정(process)을 거쳐 간호서비스의 질, 환자와간호직원의 만족 등이 결과로서 산출(output)되고 이러한 결과가 피드백 되는 과정이다.

해설 체계이론에서 체계(system)는 특정 목적을 달성하기 위해 하나로 기능하는 상호 관련된 구성요소의 통합체로서 모든 체계는 투입, 산출, 변환, 피드백으로 구성된다. 길리스(Gillis)는 간호관리를 체계이론의 관점에서 투입, 전환과정, 산출과 피드백의 기전을 가진다고 하였다.

교수님 코칭 제1장 간호관리의 이해에서 길리스(Gillis) 체계이론의 관점과 간호관리과정의 5단계를 꼭 확인하자.

09 개인 의사 결정과 집단 의사 결정의 선택 기준을 각각 3가지 이상 제시하시오.

정답

개인 의사결정 : 신속성, 창의성, 비용

집단 의사결정 : (의사결정의) 질, 수용성, 정확성

해설 〈개인 의사결정과 집단 의사결정의 선택〉

선택기준	의사결정 수준
질, 수용성, 정확성	집단 의사결정
신속성, 창의성	개인 의사결정

교수님 코칭 제6장 의사결정에서 의사결정의 선택기준 부분을 꼭 학습하자!

이 책의
구성과 특징

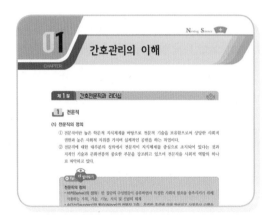

1 시험에 나오는 내용
중심으로 쏙쏙

독학사 시험의 출제 경향에 맞춰
시행처의 평가영역을 바탕으로
과년도 출제문제와 이론을
빅데이터 방식에 맞게 선별하여
가장 최신의 이론과 문제로
시험에 출제되는 영역 위주로 정리되었다.

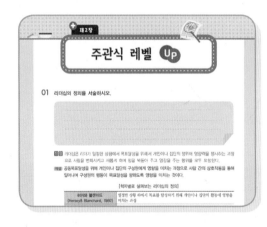

2 4단계 주관식을 공략하는
주관식 레벨 UP

본 교재는 4단계 합격의 분수령인 주관식 문
제를 완벽 대비할 수 있도록 〈주관식 레벨
UP〉 코너를 구성하였다. 독학사 주관식의 여
러 기출 유형 중 부분 배점이 가미된 키워드
형 문제와 해당 정답 내용을 약술하는 약술문
제를 다수 수록하여 수험생들이 실제 독학사
주관식 유형을 접할 수 있도록 하였다.

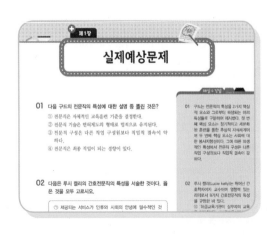

3 4단계 시험에 특화된
객관식과 주관식으로 구성된
실제예상문제

본서는 최근 실시된 독학사 간호학과 기출문제
와 각종 간호 관련 시험 및 간호사 국가고시의
해당 기출문제를 선별하여 독학사 간호학과의
수준에 맞게 변형하여 수록하였다. 특히 합격을
좌우하는 40점 배점의 주관식 문제의 경우 다양
한 형식의 문항 유형을 수록했으며 실제 문항 수
에서도 국내 어느 교재보다 풍부하게 수록하여
충분한 학습 대응이 가능하도록 구성했다.